pleine conscience? **COMMENT GARDER VOTRE ESPRIT DE STRESS ET D'ANXIÉTÉ**

Contenu

comprendre la pleine conscience

La capacité d'être pleinement présent, conscient d'où nous sommes et de ce que nous faisons, et de ne pas réagir de manière excessive ou d'être submergé par ce qui se passe autour de nous s'appelle la pleine conscience.

Tout le monde a la capacité d'être conscient; Tout ce que vous avez à faire est d'apprendre où y accéder. Ce n'est pas un trait qui doit être convoqué.

Apprendre la définition de la pleine conscience et son lien avec la méditation est un bon point de départ. La pleine conscience est la qualité d'être pleinement présent et impliqué dans tout ce que nous faisons, sans interruption ni jugement, et d'être conscient de nos pensées et de nos sentiments sans y être entraîné. Grâce à la méditation, nous pratiquons cette prise de conscience du moment présent et aiguisons les compétences de pleine conscience que nous pourrons utiliser plus tard dans la vie quotidienne. En entraînant notre esprit à être présent, nous nous entraînons également à vivre plus consciemment - dans l'instant, avec le souffle et détaché des pensées et des émotions réactionnaires - ce qui est particulièrement utile pour faire face à des situations inconfortables ou à des circonstances difficiles.

Vous êtes-vous déjà demandé combien de fois par jour vous faites l'expérience de la pleine conscience ? Vous pouvez vérifier où vous en êtes en répondant au Mindful Attention Awareness Score (MAAS), un quiz en 15 points utilisé par les chercheurs pour mesurer la pleine conscience. Plus votre score est élevé, plus vous pouvez habilement pratiquer la pleine conscience. Vous n'avez pas obtenu la note que vous vouliez. Ne t'en fais pas! C'est simplement un signal que vous pouvez bénéficier de la pratique de la méditation de pleine conscience.

La différence entre la méditation et la pleine conscience

Le problème avec la pleine conscience que beaucoup de gens trouvent déroutant, c'est qu'il ne s'agit pas d'un état d'esprit temporaire qui se produit en position assise et qui disparaît ensuite pour le reste de la journée. Au lieu de cela, la pleine conscience est un mode de vie qui, lorsque nous nous souvenons, nous permet de prendre du recul et d'être dans le présent dans n'importe quelle situation.

Bien que la pleine conscience ne fasse pas disparaître le stress et les autres problèmes, elle nous donne plus de contrôle sur la façon dont nous y réagissons dans le présent et augmente nos chances de réagir calmement et avec compassion au stress ou à d'autres difficultés. Bien sûr, pratiquer la pleine conscience ne nous empêche pas de ressentir de la colère ; Au contraire, cela nous permet de faire des choix plus conscients sur la façon dont nous voulons réagir, que ce soit principalement avec calme et empathie, ou peut-être occasionnellement avec une colère mesurée.

La pratique de la méditation est la base du développement de la conscience. Premièrement, nous utilisons la méditation pour passer un peu de temps à nous familiariser avec le moment présent. Mais au fil du temps, la pratique quotidienne de la pleine conscience nous aide à améliorer notre capacité à être présent toute la journée, tous les jours.

La meilleure façon de pratiquer la méditation de pleine conscience

Non seulement la méditation de pleine conscience peut changer notre perspective et notre attitude, mais elle peut aussi changer la façon dont notre cerveau est câblé. Selon la recherche universelle sur la méditation par imagerie neuronale, huit semaines de méditation de pleine conscience affectent également notre cerveau, le modifiant pour favoriser des pensées et des sentiments plus heureux.

Le premier avantage de la méditation est qu'elle nous permet de passer des ondes cérébrales à haute tension aux ondes à basse fréquence, activant ainsi (et, peut-être plus important encore, désactivant) des zones cérébrales spécifiques. Par exemple, cela pourrait diminuer la force des connexions neuronales au cortex préfrontal médian, ou cortex préfrontal, parfois appelé «centre de l'ego», réduisant ainsi la présence de traits tels que le stress, l'anxiété et la peur. Les zones cérébrales responsables des fonctions mentales telles que la concentration et le jugement peuvent également développer de nouvelles connexions neuronales grâce à la méditation.

Et ce n'est pas tout - la méditation de pleine conscience peut en fait modifier la structure du cerveau grâce à un processus connu sous le nom de plasticité neuronale. Selon une étude, une pratique régulière de la méditation entraîne à la fois une augmentation de la matière grise du cerveau, qui affecte les sentiments, la planification et la résolution de problèmes, et l'épaisseur du cortex cérébral, qui contrôle la mémoire et l'apprentissage . Cependant, l'amygdale, qui détermine la façon dont nous percevons le stress, l'anxiété et l'anxiété, rétrécit avec l'âge.

Les différents types de méditation

Bien que la pleine conscience soit innée, elle peut être développée avec des méthodes éprouvées. Voici quelques exemples:

- Méditation debout, assise ou en mouvement (la position allongée est également une option, mais conduit souvent au sommeil) ;
- Les petites pauses que nous intégrons à nos activités quotidiennes ;
- Combinez la méditation avec d'autres activités, y compris le yoga ou l'exercice.

Il est possible d'améliorer la capacité de penser efficacement au fil du temps. Puisque tout commence par la connexion cerveau-cœur, plus vous pratiquez, plus vous devenez intelligent. Que pensez-vous de rétablir les deux connexions ?

<u>Voici quelques techniques méconnues pour une pensée claire. Examinons chaque secret un par un.</u>

Secret #1 : Pensez toujours à ce que vous pouvez apprendre de vos erreurs.

"C'est bien de célébrer les succès, mais il est plus important d'apprendre des échecs" (Bill Gates)

Rappelez-vous que tout commence et se termine dans la connexion cerveau-cœur. Alors, quand une terrible catastrophe survient, essayez d'en tirer quelque chose d'important. Lorsque vous réfléchissez à la situation, voyez-la comme une leçon plutôt qu'un événement horrible et malheureux. Essayez de trouver l'épanouissement en tout. Qu'il s'agisse d'une victoire ou d'une défaite, essayez simplement de penser : "Quelle leçon en avez-vous tirée ?"

2. La réponse de votre esprit au stress

La première étape consiste à comprendre comment votre corps et votre cerveau réagissent naturellement au stress. Une fois que vous l'avez compris, vous pouvez essayer de changer votre attitude face au stress en mettant en pratique de nouvelles stratégies et de nouveaux comportements. La neuroplasticité de notre cerveau nous permet de pratiquer et de rencontrer continuellement de nouvelles façons de penser afin de les changer.

L'amygdale de votre cerveau, une zone en forme d'amande, détecte le danger et déclenche la réponse au stress. Les neurotransmetteurs et les hormones comme le cortex, l'adrénaline et l'adrénaline ne sont que quelques-uns qui sont produits en réponse, préparant votre corps au "combat ou fuite". Lorsque votre cerveau a l'impression d'être incapable de gérer le facteur de stress, le système nerveux sympathique peut initier une réponse de "gel". Suit rapidement la réaction de combat, de fuite ou de gel. Votre corps peut réagir à un serpent dans la rue ou à une voiture venant en sens inverse avant même que vous ne réalisiez à quoi vous attendre.

Le troisième secret est de reconnaître vos idées négatives et de les transformer en idées positives.

"La bonne attitude peut transformer un mauvais stress en un bon stress", a déclaré Hans Sale.

Beaucoup de gens utilisent des idées autodestructrices comme « je ne suis pas assez bon » et « je ne mérite pas ça » pour se démotiver, mais ce n'est jamais une bonne idée. Les expériences passées de chacun les affectent, et si nous ne nous concentrons que négativement sur elles, cet effet se manifestera également dans le présent. Efforcez-vous constamment de transformer vos idées négatives en bonnes idées. Pour y parvenir, il vous suffit d'acquérir la bonne attitude, et tout le reste se mettra en place.

4. Apprenez à ralentir et à vous détendre

Avant de réagir à une situation stressante, le cerveau préfrontal a donc le temps d'enregistrer la réaction. Cela peut être utile dans diverses situations, comme lorsque votre conjoint ou collègue de travail vous critique, lorsque vous découvrez une facture en souffrance ou lorsque vous attendez les résultats d'un examen médical.

Secret #5 : La pensée constante mène à la stagnation

La suranalyse consiste à inventer des problèmes qui n'existaient pas.

La plupart des gens ont tendance à réfléchir trop longtemps avant de prendre la moindre décision. Selon la psychologie, trop de réflexion favorise la paresse. Par conséquent, vous devriez éviter cela à tout prix et pensez plutôt :

Réfléchissez.

Concept : Créez un concept basé sur cela.

Visualisez la pensée qui vous vient à l'esprit.

Action : Allez un peu plus loin pour mettre cette pensée en pratique.

6. Maintenir la pleine conscience signifie choisir de changer vos pensées de peurs et d'appréhensions irrationnelles en une pensée accueillante et compatissante

Poste « d'observateur ». Vous pourriez demander : « Hmm, qu'est-ce qui se passe ici ? » Ma poitrine commence à se mettre en colère. Je veux dire quelque chose de blessant. Serait-il avantageux de le faire à ce stade? La meilleure façon de pratiquer la pleine conscience est de méditer régulièrement et de développer une attitude réflexive lorsque vous n'êtes pas stressé. Selon des recherches sur le cerveau , les personnes plus alertes ont une meilleure connexion entre l'amygdale et le cortex préfrontal lors de la réponse à un facteur de stress émotionnel.

Secret #7 : Connaissez les intentions d'une personne avant que ses actions ne vous blessent.

« Ne jugez pas l'œuvre à sa couverture », disent-ils.

La mèche de la plupart des gens est courte et ils perdent facilement patience. Mais vous ne devriez pas être comme eux si vous voulez réussir dans la vie. Vous devez comprendre la motivation du comportement avant de vous faire du mal. Cela facilitera la demande de pardon et ne vous irritera pas ou ne vous mettra pas en colère.

8. Trouvez un sentiment de contrôle -

Des recherches sur des rats, des primates et des humains ont montré que notre corps et notre cerveau réagissent plus négativement aux événements inattendus et incontrôlés qu'aux événements prévisibles et contrôlables. Considérez donc les composantes de cette circonstance que vous pouvez contrôler et celles que vous ne pouvez pas contrôler, et concentrez vos efforts pour essayer d'améliorer les aspects que vous pouvez (tout en travaillant sur les aspects que vous ne pouvez pas influencer, à accepter en pleine conscience).

Secret #9 : Une pensée puissante est déclenchée par des mots forts

"Un mot peut changer de sens, d'émotion et de motivation."

Il est clair qu'un langage fort inspire une réflexion forte. Supposons que lorsque vous dites « je vais essayer cette technique », la remarque semble faible et trop générale. Cependant, lorsque vous dites : « Je dois maîtriser cette technique », cela semble puissant et inspirant. Donc, si vous préparez votre esprit au succès, essayez toujours d'utiliser des mots puissants. Le simple fait d'essayer n'est pas une motivation ; Au contraire, il essaie de le perfectionner. Donc, si vous pouvez penser clairement et puissamment, vous pouvez réussir.

10. Élargissez votre vision :

Lorsque l'amygdale crée de la peur et d'autres sentiments inconfortables, votre point de vue mental se concentre immédiatement sur la recherche et l'évitement du danger. Vous négligez donc les bons côtés de votre vie ou les solutions originales au problème. Existe-t-il plutôt un moyen de voir la cause de votre stress comme un défi ou une opportunité de progrès ? Cela peut aider à recentrer votre énergie mentale et vos substances chimiques cérébrales pour contrôler la situation stressante, ce qui peut en fait augmenter votre motivation et votre efficacité.

11. Utilisez des déclencheurs psychologiques pour garder votre cœur et votre esprit synchronisés.

L'équilibre est quelque chose que vous créez, pas quelque chose que vous découvrez. janvier kingsford

Dans la plupart des cas, cela se produit lorsque votre cœur et votre intellect sont dans une impasse. Alors que le cerveau utilise la pensée logique, le cœur est émotionnellement connecté. Cependant, pour trader, vous devez maintenir un équilibre entre les deux, ce qui ne peut être atteint que par l'application d'un déclencheur psychologique.

Pensez à une situation où votre esprit vous dit de ne pas le programmer, mais votre cœur vous dit de le faire. Ainsi, au lieu d'abandonner dans une telle situation, vous devriez plutôt penser le contraire. Pensez à combien moins de stress vous vous sentirez lorsque vous pourrez voir tout votre emploi du temps quotidien et que tout sera fait à temps. Cette méthode aligne votre esprit et votre cœur et vous incite à continuer.

Choisissez le bon réglage :

Au lieu d'essayer d'éviter le stress, concentrez-vous sur ce que vous pouvez apprendre de la situation et sur les compétences et les talents dont vous disposez pour y faire face. Lorsque vous faites de l'évitement votre objectif principal, il devient plus difficile pour vous de trouver des solutions ou du soutien. Au lieu de cela, envisagez des moyens proactifs et constructifs de gérer le facteur de stress et comment le gérer pourrait vous aider à apprendre et à vous développer.

Quelles sont les cinq façons de réduire le stress ?

Essayez ces cinq suggestions pour gérer le stress et soulager la tension générale des tâches quotidiennes :

1. Utilisez la méditation guidée.
2. Apprenez à respirer profondément.

3. Ayez une alimentation saine et un programme d'exercices.
4. Organisez votre temps sur les réseaux sociaux.
5. se rapportent aux autres.

La pandémie de stress

Le Mois de la recherche sur le stress, qui se tient en avril, vise à éduquer les gens sur les effets de l'épidémie de stress et sur les stratégies constructives pour faire face au stress. De nos jours, le stress professionnel est un problème qui touche tous les pays. Selon un sondage Gallup, 80% des travailleurs américains souffrent de stress lié au travail. Et la moitié admettent qu'ils ont besoin d'aide pour savoir comment y faire face. Bien qu'un certain niveau de stress lié au travail soit courant, des exigences excessives ou prolongées peuvent entraîner un coup de fouet cervical, ce qui nuit à la santé des personnes et limite leur capacité de performance. Selon des études, le tabagisme, l'inactivité et le stress chronique au travail nuisent au bien-être physique et mental. Le stress au travail à long terme met votre système immunitaire en état d'alerte et augmente votre risque de diabète de type 2, d'hypertension artérielle, de douleurs chroniques et d'un système immunitaire affaibli.

Quels sont les cinq symptômes de stress les plus courants ?

Lorsque vous êtes stressé, vous pouvez ressentir :

irritable, en colère, impatient ou tendu.

surchargé ou surchargé.

anxieux, agité ou effrayé.

C'est comme si votre esprit s'emballait et que vous ne pouviez pas vous détendre.

ne pas pouvoir se détendre.

Déprimé.

sans vie et désintéressé.

comme si tu avais oublié comment rire.

Que signifie un ralentissement économique ?

Les économies faibles peuvent avoir une faible croissance du PIB ou un chômage élevé. Bien que la faiblesse de l'activité économique soit souvent considérée comme négative pour la plupart des entreprises, il existe également des opportunités pour certaines entreprises et certains secteurs. L'assouplissement quantitatif est une stratégie que les banques centrales peuvent utiliser pour stimuler une économie stagnante.

Comment puis-je arrêter de me sentir si stressé ?

Vous pouvez commencer à respirer plus profondément, favorisant une plus grande stabilité et ressentant un retour d'un sentiment de maîtrise de soi.

Alignez-vous sur ce qui se passe, démarrez le processus d'ancrage, nommez vos sensations corporelles, déconnectez-vous et remarquez ce qui vous fait du bien.

Pourquoi est-ce que je ressens un tel stress à la maison ?

De nombreux facteurs, tels qu'une atmosphère bruyante, un conjoint en colère, des soucis financiers ou même des tâches mineures comme laver la machine à laver ou tondre la cour, contribuent tous au stress domestique. Il est important de prendre le stress au sérieux.

Voici quatre façons de faire face aux difficultés de la vie sans se cogner la tête contre un mur.

1. Respirez profondément.
2. Planifiez à l'avance et réfléchissez à des solutions.
3. Troisième conseil : changez de perspective.
4. Maîtrisez votre stress.

Comment repérer les signes révélateurs du stress ?

- Être en colère, ennuyé ou grincheux facilement.
- Se sentir dépassé, comme devoir prendre le contrôle ou perdre le contrôle.
- Vous avez du mal à vous déconnecter et à calmer vos pensées. Se sentir mal aimé, sans importance, déprimé et avoir une faible estime de soi.

Symptômes d'un stress excessif

- Gêne thoracique, rythme cardiaque rapide
- nausées, vertiges
- constipation ou diarrhée
- Utilisation de boissons ou de drogues pour la relaxation et le "soulagement du stress"
- trop manger ou trop manger
- Reporter ou sauter des engagements
- endurer une inquiétude constante
- Je me sens submergé
- incapacité à se concentrer
- pensées de course ou tendues
- Agitation et difficulté à se détendre
- irritabilité et dépression

Le stress rend-il vraiment malade ?

Malheureusement, le stress fait inévitablement partie de la vie. Le coronavirus étant devenu une partie de notre vie quotidienne, vous vous sentez peut-être plus anxieux que jamais. Mais le stress peut-il vraiment rendre malade ?

Oui, pour répondre rapidement.

Les problèmes de santé suivants peuvent être aggravés par une maladie de stress :

Craindre.

mauvais sommeil.

Irritabilité.

ne peut pas se concentrer.

Vous rencontrez des difficultés pour terminer votre tâche.

Problèmes d'abus de drogue et d'alcool.

mauvaises habitudes alimentaires.

docteur Adam Borland, un psychiatre, dit qu'un peu de stress pourrait vous aider à rester alerte. selon le docteur Borland, "Gérer des niveaux gérables de stress et d'anxiété nous aide à nous préparer aux défis de la vie quotidienne."

De plus, examiner un problème difficile peut vous aider à trouver une solution. Penser à une dispute avec votre conjoint « dans votre tête » peut en fait vous donner une nouvelle perspective sur la situation.

docteur Borland soutient que l'inquiétude ne devient un problème que lorsqu'elle commence à limiter votre capacité à accomplir les choses dont vous avez besoin ou que vous voulez faire. Bien sûr, si l'inquiétude vous empêche de dormir la nuit ou si vous avez recours à la nourriture ou à l'alcool pour vous soigner, cela peut nuire à votre santé.

Le rôle joué par le cortex

selon le docteur Borland active le système nerveux sympathique du corps pendant les périodes de stress physique ou mental.

Cela déclenche ce que l'on appelle la réaction de combat ou de fuite, dans laquelle votre corps se prépare soit à se protéger physiquement du danger, soit à fuir.

Vous pourriez voir des réponses physiologiques immédiates comme :

- augmentation du rythme cardiaque.

- respire vite.
- difficulté à respirer.
- Vertiges.
- Mal de tête.
- nausée.
- tensions dans les muscles.

Quels sont les signes de stress cardiaque ?

symptômes et signes

Douleur thoracique (souvent brutale et sévère)

difficulté à respirer.

pouls irrégulier ou rapide.

Sueur.

Vertiges.

Le stress peut-il avoir un impact sur votre cœur ?

maladie cardiaque et stress

Un stress constant peut déjà mettre beaucoup de pression sur votre cœur. Le stress augmente la tension artérielle. Votre corps réagit plus inflammatoire sous stress. Lorsque vous êtes stressé, votre sang peut contenir plus de triglycérides et de cholestérol.

Le stress peut-il parfois être bon ? Faux ou vrai ?

La réponse de votre corps à une demande ou à une difficulté est le stress. Le stress peut parfois être bénéfique, comme lorsqu'il vous protège ou vous aide à respecter une échéance. Cependant, un stress prolongé peut être nocif pour la santé.